CARNET DE POIDS

DU NOUVEAU-NÉ

Compiègne. — Imprimerie HENRY LEFEBVRE, rue Solférino. 31.

CARNET DE POIDS

Du Nouveau-Né

PAR LE

Dr Adolphe OLIVIER

Ancien Interne des Hôpitaux et de la Maternité de Paris.

PARIS

P. GENTILE

49, RUE SAINT-ANDRÉ-DES-ARTS, 49

1895

CARNET DE POIDS DU NOUVEAU-NÉ

I

UTILITÉ DES PESÉES

Est-il vraiment besoin de démontrer ici combien il est utile de peser les nouveau-nés? Il semble, tant la chose est naturelle, que ce n'est guère nécessaire; eh bien! la pratique de tous les jours nous apprend qu'il n'en est rien. Il nous arrive journellement d'avoir à lutter contre l'indifférence ou la superstition des parents. En voici un exemple tout récent: une de nos clientes accouchait, il y a un mois environ, d'un enfant qui nous parut notablement au-dessous de la moyenne. Nous voulûmes le peser, il n'y avait pas de balance. Nous insistâmes si vivement qu'on s'en procura une, et nous pûmes peser le nouveau-né; il pesait 2.800 grammes. Comme la mère accouchait pour la première fois et voulait nourrir, afin de ne pas laisser péricliter l'enfant, nous fîmes donner un peu de lait stérilisé en attendant la montée du lait. Le troisième jour, nous repesâmes nous-même l'enfant, il avait perdu 150 grammes et ne pesait plus, par conséquent, que 2.650 grammes. La mère semblant avoir un peu de lait, nous fîmes supprimer le lait stérilisé et recommandâmes à la garde de peser l'enfant tous les deux jours régulièrement. Deux jours plus tard nous demandons le poids, la garde nous répond: on n'a pas pesé l'enfant, Monsieur se réserve de le peser lui-même. Deux jours plus tard même demande, réponse : la balance ne fonctionne pas bien. Deux jours plus tard encore même demande, réponse : Monsieur n'a pas eu le temps. Comme nous nous efforcions de faire comprendre à la mère combien il était nécessaire de peser son enfant, elle nous fit cette réponse stupéfiante : « Je ne veux pas qu'on pèse mon enfant, ça porte malheur ! » Nous ne crûmes plus devoir insister. Huit jours plus tard la mère elle-même demandait qu'on pesât son enfant ; que s'était-il passé ? Elle avait fait une double remarque : ses seins qui, les premiers jours, étaient très durs, ne l'étaient plus, elle ne sentait plus son lait monter ; d'autre part l'enfant se mettait à crier après avoir tété quelques instants et se rejetait en arrière ; il criait jour et nuit. La pesée donna 2.500 grammes : l'enfant au lieu d'avoir gagné, avait perdu. La mère n'avait évidemment qu'une quantité insuffisante de lait, nous en eûmes la preuve immédiatement en faisant peser l'enfant avant et après la tétée ; il ne prit que 30 grammes dans les deux seins. Notre devoir était tout tracé, il fallait faire sevrer la mère et donner à l'enfant une bonne nourrice. Ainsi fut fait et aujourd'hui l'enfant pèse 3.000 grammes ; la pesée lui a porté bonheur.

Cet exemple suffirait à lui seul pour démontrer l'utilité, la nécessité même, des pesées ; sans elles, cet enfant aurait continué à dépérir, on ne se serait pas aperçu que la mère n'avait pas de lait et on aurait abouti à une catastrophe.

Les pesées ne sont pas seulement nécessaires le premier mois alors qu'on peut avoir des doutes sur la valeur de la mère comme nourrice ; elles le sont encore plus tard. En effet, il peut arriver qu'à un moment donné, au bout de quatre, de cinq mois, la qualité du lait diminue ou la quantité devienne insuffisante, l'enfant en grandissant ayant besoin d'une plus grande quantité de lait ; s'en apercevra-t-on si on ne pèse pas l'enfant ? Non, le plus souvent ; car pendant un certain temps l'enfant continuera à présenter tous les signes d'une parfaite santé. Qu'en résultera-t-il ? L'enfant s'habituera peu à peu à sa ration insuffisante, il ne protestera plus par ses cris comme il le fait ordinairement au début et s'en contentera. Mais alors on s'apercevra bientôt qu'il ne se développe pas, il sera en retard pour faire ses dents, ce sera plus tard un avorton. Si en présence de ces signes on veut augmenter la quantité des aliments, l'estomac se révolte, il se produit des vomissements, de la diarrhée, et on est forcé de revenir à la faible ration sous peine d'aboutir à l'athrepsie.

Avec les pesées régulières, pareil fait ne peut se produire. Dès qu'on s'aperçoit que le poids reste stationnaire, deux, trois semaines de suite, l'enfant paraissant bien portant, il faut aviser, l'alimentation pêche soit par la quantité soit par la qualité. Dans ce cas, ce que la mère a de mieux à faire c'est d'appeler son médecin, de lui soumettre la courbe des poids et de lui demander ses conseils. Après examen de l'enfant et de la mère, selon les cas, le médecin ordonnera d'augmenter la ration de lait, si l'enfant est élevé artificiellement, de remplacer une tétée par un potage, si c'est la mère qui nourrit, etc., et bientôt on verra la courbe reprendre son ascension.

Les pesées ne sont pas moins indispensables quand l'enfant est nourri par une nourrice mercenaire. En effet, il y a beaucoup plus de nourrices médiocres que de bonnes ; quand une nourrice s'aperçoit que son lait diminue, en général elle se garde bien d'en prévenir ses maîtres de peur qu'on ne la renvoie et alors, si l'enfant n'est pas pesé régulièrement, si la mère ne suit pas de très près le développement de son enfant, on ne s'aperçoit de rien, pendant quelque temps tout au moins, et c'est l'enfant qui pâtit.

Nous n'avons parlé jusqu'ici que des pesées chez les enfants bien portants ; nous pensons qu'il est inutile d'insister sur leur nécessité quand l'enfant est malade.

Ce que nous venons de dire suffira amplement, nous l'espérons, pour convaincre toute mère soucieuse de la santé de son enfant de l'utilité de le peser et de le peser régulièrement surtout. Voyons maintenant à quel moment et comment doivent être faites les pesées.

II

A QUEL MOMENT ET COMMENT FAUT-IL PESER LES ENFANTS ?
OBJETS NÉCESSAIRES

1° **A quel moment faut-il peser les enfants ?** — Ainsi que nous le dirons plus loin les enfants doivent être pesés à intervalles réguliers, et autant que possible au même moment. Le mieux est de les peser le matin dans l'intervalle de deux tétées, immédiatement avant le bain. Il faut faire la pesée une heure et demie environ après une tétée ; si on la fait à un moment plus rapproché, le poids réel se trouve augmenté d'un certain nombre de grammes pouvant s'élever à 150 et 200 pour les enfants déjà âgés, augmentation factice qui modifie sensiblement la moyenne de la semaine. On fera donc la pesée immédiatement avant le bain qui se donne généralement un quart d'heure ou vingt minutes avant une tétée.

2° **Quels sont les objets nécessaires pour peser un enfant ?** — Les constructeurs se sont ingéniés à fabriquer des appareils plus ou moins compliqués qui peuvent se diviser en deux grandes classes : les uns sont constitués par une balance ordinaire, dont l'un des plateaux a été supprimé et remplacé par une corbeille d'osier, un hamac, etc.; les autres comprennent deux parties, un appareil à ressort, romaine ou peson qui indique le poids, et une seconde partie qui sert à porter l'enfant, brassière, corbeille, munie de cordages, etc. Tous ces appareils sont défectueux. En effet, la corbeille des balances-corbeille est généralement fortement relevée du côté de la tête, de telle sorte que l'enfant a le cou plié ; par contre, les côtés sont plats, si bien que lorsque l'enfant grandit, s'il bouge, et il ne s'en fait pas faute à 3 ou 4 mois, il risque de tomber. Avec le hamac c'est encore pis, on ne peut y peser que les tout petits enfants. Quant aux appareils à ressort, ils ont un très gros défaut, c'est qu'ils s'abîment avec une très grande rapidité et se faussent sans qu'on s'en doute, nous avons pu nous en convaincre maintes fois en faisant à la Maternité de Paris, des expériences pour notre thèse. Très vite le ressort se détend et on trouve des poids faux. Enfin, même si ce défaut n'existait pas, il en est un autre inhérent à tous ces appareils, c'est que le poids trouvé est au-dessous ou au-dessus du poids réel, selon que la pesée est faite doucement ou vivement ; en un mot, on n'est jamais sûr de son fait. Or, il est des cas où la différence entre deux pesées n'est que de quelques grammes ; avec un pèse-bébés à ressort on sera constamment trompé.

Quant à nous, nous conseillons à nos clientes d'acheter une simple balance de ménage pouvant peser 15 kilog., avec les poids nécessaires, et un porte-bébé

Ce porte-bébé, que nous avons fait construire par M. Gentile, fabricant d'instruments de chirurgie, est très simple et peu coûteux. Il est destiné à permettre de placer l'enfant sur la balance sans qu'il coure le risque de tomber. La figure 1 en montre bien la forme générale. Il se compose d'un panneau métallique plein sur lequel

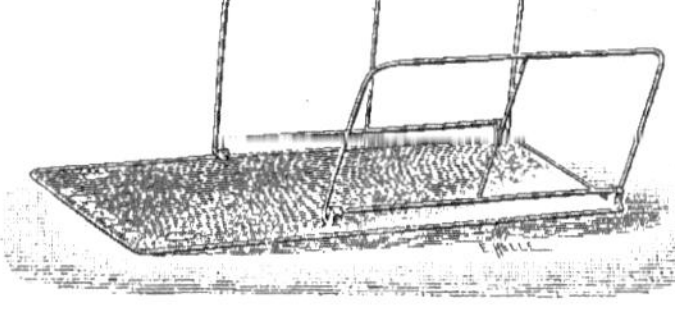

Fig. 1.

on couche l'enfant, et de deux cadres latéraux, également métalliques, articulés sur les côtés, avec le panneau, et ne pouvant se rabattre en dehors. Ils empêchent donc le corps de l'enfant de s'échapper soit en dehors soit en dedans. Les cadres latéraux sont plus courts que le panneau plein, afin de permettre à la tête et aux bras de l'enfant d'être libres. On garnit la partie libre du panneau postérieur d'un petit coussin de façon à ce que la tête ne porte pas sur le fer et on l'y maintient au moyen de cordons.

Après la pesée, on abat les cadres latéraux l'un sur l'autre de telle sorte que l'appareil tient peu de place et est facile à caser.

3° **Comment faut-il peser les enfants ?** — Là-dessus, les avis sont très partagés. Les uns conseillent de peser les enfants nus; les autres craignant le froid conseillent de les envelopper dans un lange de laine, d'autres enfin sont d'avis de les peser habillés et de déduire le poids des vêtements. C'est ce dernier système que nous avons adopté comme nous paraissant le plus commode.

Voici comment on procédera : Au moment du bain on placera l'enfant dans le porte-bébé tout habillé et on déposera le tout sur l'un des plateaux de la balance en faisant coïncider la poitrine de l'enfant avec le centre du plateau. En prenant cette précaution il n'y a aucun danger que l'enfant bascule. Sur l'autre plateau on place des poids jusqu'à ce que l'équilibre s'établisse. On note alors par écrit le poids obtenu. Cela fait on saisit le porte-bébé, on en retire l'enfant et on commence à le déshabiller. Chaque pièce qu'on enlève doit être placée dans le porte-bébé, sans oublier les épingles, puis on met l'enfant dans le bain. Pendant ce temps-là, une autre personne établit le poids du porte-bébé et de son contenu. On déduit ensuite ce poids du premier et on a le poids réel de l'enfant. Si la mère est seule, elle attendra la fin du bain pour faire la seconde pesée. Quand l'enfant aura été sorti du bain et soigneusement essuyé, elle le placera dans son berceau bien enveloppé dans une couverture chaude puis procédera à la pesée du porte-bébé et des vêtements. Cela fait, elle s'occupera de la toilette de l'enfant et n'établira son poids que lorsqu'il aura été allaité et endormi.

Nous conseillons de procéder ainsi parce qu'il est important de ne pas se presser quand on fait des pesées; rien n'est plus facile que de commettre des erreurs.

III

FEUILLE DES POIDS. — GRAPHIQUE

Le poids obtenu comme nous venons de l'indiquer doit être inscrit : 1° sur la feuille des poids qui termine le carnet; 2° sur le graphique.

1° **Feuille des poids.** — En jetant un coup-d'œil sur le graphique, il est facile de voir qu'il ne sera pas toujours possible d'y inscrire le poids juste; il aurait fallu, pour cela, lui donner des dimensions beaucoup plus considérables, ce qui en aurait rendu le maniement plus difficile. Aussi, avons-nous ajouté à la fin du carnet une feuille sur laquelle on inscrira exactement le poids obtenu. Pendant la première quinzaine, il est bon de peser l'enfant journellement ou au moins tous les deux jours; aussi trouvera-t-on quinze lignes pour ces premières pesées. Cette période écoulée, il suffira de peser l'enfant toutes les semaines; on ne trouvera plus qu'une ligne par semaine. Si le médecin jugeait bon de faire peser l'enfant deux fois par semaine, il serait facile d'inscrire la pesée supplémentaire dans l'interligne. L'inscription sur la feuille des poids étant faite on reportera ce même poids sur le graphique.

2° **Graphique. Son utilité. Mode d'emploi.** — Certaines personnes se demanderont certainement pourquoi nous avons inséré dans notre carnet de poids, une feuille des poids et un graphique. La raison en est simple, c'est qu'il suffit d'un coup d'œil sur le graphique pour se rendre compte immédiatement de la marche de l'accroissement de l'enfant, tandis que avec la feuille il faut se livrer à une série de soustractions mentales, si l'on veut connaître l'augmentation ou la perte.

De quelle façon faut-il s'y prendre pour inscrire un poids sur un graphique? Supposons qu'un enfant pèse en naissant 3.000 grammes; le deuxième jour, 2.930; le troisième, 2.850; le quatrième, 2.860; le cinquième, 2.900; le sixième, 2.940; le septième, 2.990; le huitième, 3.030. Comment inscrira-t-on ces poids sur le graphique ci-joint?

Dans la première colonne, en face du chiffre 3.000, sur la ligne, on fera un gros point au crayon ou à l'encre. Le second jour, on fera un point semblable dans la seconde colonne au milieu du carré blanc qui sépare les chiffres 2.920 et 2.940, puis on réunira le premier point au second par un trait. Le poids du troisième jour sera inscrit dans la troisième colonne, au milieu du carré séparant les chiffres 2.840 et 2.860, puis on réunira le second point au troisième par un trait. On agira de même pour les jours suivants. On obtiendra ainsi une ligne brisée, qui est la courbe des poids de l'enfant. Nous avons pris comme exemple des poids se terminant par un zéro pour faciliter l'explication; souvent on aura un poids se terminant par un chiffre quelconque, six, huit, par exemple. Supposons que le second jour nous ayons trouvé comme poids 2.938 et non 2.930; au lieu de placer notre point au centre du carré, nous l'aurions placé un peu au-dessous du chiffre 2.940.

Appliquons maintenant ces données à notre graphique.

Notre graphique comprend deux parties, un tableau général et un tableau plus petit intercalé dans la partie inférieure

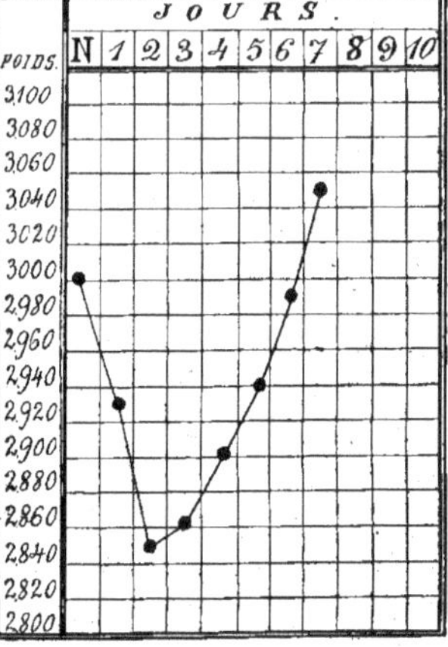

Fig. 2. Type de Graphique.

et externe du grand tableau. Le petit tableau est destiné au tracé graphique des poids des quinze premiers jours ; le grand tableau recevra le tracé graphique des poids par semaine. Nous avons adopté cette disposition afin de diminuer l'étendue de la feuille. A la rigueur, nous aurions pu nous dispenser du petit tableau ; si nous l'avons fait tracer, c'est qu'il a son utilité. C'est, en effet, pendant la première quinzaine que l'enfant est exposé à recevoir une nourriture insuffisante ; l'accoucheur s'en doute souvent, mais la pesée seule donne la certitude. Or, il y a grand intérêt pour l'enfant à ce qu'il ne pâtisse pas ; on le pèsera donc tous les jours, si c'est nécessaire, ou tous les deux jours.

On remarquera que les divisions du petit tableau valent 20 grammes alors que celles du grand tableau valent 100 grammes[1]. La raison en est facile à comprendre ; les variations de poids, d'un jour à l'autre, étant de quelques grammes à 30 ou 35 grammes si la valeur des divisions du petit tableau avait été de 100 grammes, les points auraient été placés presque sur la même ligne et le tracé aurait été difficile à lire.

Sur le petit tableau chaque colonne représente un jour ; sur le grand, une semaine.

Voyons maintenant comment doivent être établis le petit et le grand tracé graphique. Supposons, pour un instant, que le nouveau-né pèse 3.000 grammes le jour de sa naissance.

1° *Petit tableau*. — Sur la grosse ligne qui divise le tableau en deux on ajoutera à la plume le chiffre 30 en avant des deux zéros imprimés et on complétera immédiatement le tableau en ajoutant le chiffre 31 en face des deux zéros placés cinq lignes plus haut et 32 cinq lignes plus haut encore ; puis le chiffre 29 en face des zéros cinq lignes au-dessous de celle qui porte le chiffre 3.000 ; enfin, le chiffre 28 cinq lignes plus bas. Cela fait, on fera un gros point dans la première colonne sur la ligne. Le lendemain on trouve 2.920 ; on fait un point dans la seconde colonne en face du chiffre 2.920 et on réunit par un trait les points. On continue de la sorte les jours suivants.

1. On verra plus loin que ces divisions sont elles-mêmes subdivisées pour faciliter l'inscription des poids.

Si au lieu de 3.000 nous avions le poids 3.250 grammes, il faudrait inscrire le chiffre 32 en face des deux zéros placés sur le gros trait; le chiffre 33 cinq lignes plus haut, 34 cinq lignes plus haut encore; 31 cinq lignes au-dessous du gros trait, 30 cinq lignes plus bas. Cela fait, nous ferions notre point dans la première colonne au milieu du troisième carré au-dessus du gros trait. Pour la suite, on procédera comme plus haut. Si le chiffre n'était pas juste, s'il était par exemple 3.235, on rapprocherait un peu plus le point de la ligne portant le chiffre 3.260, voilà tout.

2° *Grand tableau.* — Chaque colonne de ce tableau représente une semaine, chaque division principale 100 grammes. Ici il n'y a rien à ajouter; les chiffres sont tous inscrits de 2.000 à 11.000. Nous avons choisi comme chiffre inférieur, 2.000, parce que dans la pratique courante les enfants pesant moins sont rares. Quant au chiffre de 11.000, nous avons trouvé inutile de le dépasser parce que c'est le chiffre que pèsent en moyenne les enfants de 15 à 16 mois; or à cet âge, on ne les pèse plus guère.

En ce qui concerne l'inscription des poids la chose est ici facile. Le poids de naissance sera inscrit dans la première colonne en face du poids imprimé. Comme chaque division principale vaut 100 grammes, afin de permettre de se rapprocher le plus possible du poids juste, nous l'avons fait subdiviser par des traits très' fins au nombre de 3, de telle sorte que chaque subdivision vaut 25 grammes. Le point indiquera toujours à quelques grammes près le poids juste. Cela est très suffisant avec des pesées hebdomadaires qui se chiffrent souvent, surtout au début, par 150, 200 grammes et plus.

IV

ACCROISSEMENT DE L'ENFANT

Le nouveau-né commence par perdre de son poids pendant deux ou trois jours. Cette perte, que les auteurs ont évaluée très différemment et qui est d'environ 150 grammes en moyenne, est due à deux causes principales : il évacue le contenu de son intestin, qui consiste en une matière poisseuse d'un vert presque noir, le méconium, et celui de sa vessie. Quelques enfants rendent leur méconium au cours de l'accouchement ou aussitôt nés ; dans ces cas la perte de poids est à peine sensible.

Quoi qu'il en soit, dès le troisième jour, la quantité de lait que l'enfant absorbe devient suffisante pour compenser les pertes ; aussi commence-t-il à augmenter de poids. Généralement, du septième au neuvième jour, il a retrouvé son poids de naissance. Cet accroissement du début est habituellement plus rapide chez les enfants dont la mère a déjà nourri d'autres enfants et surtout chez les enfants à qui on donne, dès le premier jour, une bonne nourrice.

L'accroissement de l'enfant, à partir du jour où il a retrouvé son poids de naissance, est loin d'être uniforme. Il varie beaucoup avec l'âge, avec le genre de nourriture et sous l'influence d'une foule de circonstances qu'il serait trop long d'examiner ici. Les enfants élevés au lait de vache grossissent au début beaucoup moins que ceux qui sont élevés au sein ; par contre, quand leur estomac et leur intestin se sont habitués au régime ils grossissent davantage.

La rapidité de l'accroissement est d'abord très grande, mais elle diminue assez rapidement au fur et à mesure que l'enfant s'avance en âge. Les auteurs ont estimé cet accroissement de façon très différente. M. le professeur Tarnier, dans son *Traité d'accouchements*, a réuni en un tableau un certain nombre de statistiques d'où il a tiré la moyenne suivante :

1ᵉʳ Mois	. . . . . 30ᵍʳ6	5ᵉ Mois	. . . . . 18ᵍʳ0	9ᵉ Mois	. . . . . 11ᵍʳ0
2ᵉ —	. . . . . 31 0	6ᵉ —	. . . . . 14 8	10ᵉ —	. . . . . 8 4
3ᵉ —	. . . . . 27 4	7ᵉ —	. . . . . 12 8	11ᵉ —	. . . . . 7 4
4ᵉ —	. . . . 22 4	8ᵉ —	. . . . . 11 4	12ᵉ —	. . . . . 5 6

M. Budin, dans *La Pratique des accouchements*, donne les chiffres suivants qui sont ceux que nous adoptons :

1ᵉʳ et 2ᵉ Mois	. . . . 25 à 30ᵍʳ	7ᵉ et 8ᵉ Mois	. . . . 10 à 15ᵍʳ
3ᵉ 4ᵉ —	. . . . 20 25	9ᵉ 10ᵉ —	. . . . 5 10
5ᵉ 6ᵉ —	. . . . 15 20	11ᵉ 12ᵉ —	. . . . 5 10

Il ne faut pas oublier que ces chiffres sont des moyennes et que, surtout si l'on fait des pesées journalières, suivant que l'enfant sera allé plus ou moins à la garde-robe, aura uriné ou non, aura pris du lait plus ou moins près de la pesée, le poids obtenu pourra différer beaucoup ou peu de celui de la veille. Il arrivera même parfois que le chiffre sera inférieur à celui de la veille. Il ne faudra pas s'en effrayer et ne considérer que la moyenne de plusieurs jours.

Si l'on se base sur ces chiffres il est facile de voir qu'un enfant qui pèsera 3.250 grammes à sa naissance en pèsera 9.000 environ à un an.

Les chiffres que nous avons donnés plus haut sont très importants à retenir et serviront de base à la mère dans l'appréciation de l'accroissement de son enfant. Quand deux semaines de suite, la moyenne des poids de l'enfant aura été sensiblement inférieure à ces chiffres, nous lui conseillons d'appeler son médecin afin qu'il puisse, de concert avec elle, rechercher la cause du ralentissement de l'accroissement et y apporter le remède nécessaire.

Çompïò₂ʷ?. — Imprimerie HENRY LEFEBVRE, rue Solférino, 31.

FEUILLE DES POIDS

	Kilog.	Grammes.		Kilog.	Grammes.		Kilog.	Grammes.
Naissance.....			16ᵉ Semaine....			43ᵉ Semaine....		
2ᵉ Jour.......			17ᵉ —			44ᵉ —		
3ᵉ —			18ᵉ —			45ᵉ —		
4ᵉ — ...			19ᵉ —			46ᵉ —		
5ᵉ —			20ᵉ —			47ᵉ —		
6ᵉ —			21ᵉ —			48ᵉ —		
7ᵉ —			22ᵉ —			49ᵉ —		
8ᵉ —			23ᵉ —			50ᵉ —		
9ᵉ —			24ᵉ —			51ᵉ —		
10ᵉ —			25ᵉ —			52ᵉ —		
11ᵉ —			26ᵉ —			53ᵉ —		
12ᵉ —			27ᵉ —			54ᵉ —		
13ᵉ —			28ᵉ —			55ᵉ —		
14ᵉ —			29ᵉ —			56ᵉ —		
3ᵉ Semaine....			30ᵉ —			57ᵉ —		
4ᵉ —			31ᵉ —			58ᵉ —		
5ᵉ —			32ᵉ —			59ᵉ —		
6ᵉ —			33ᵉ —			60ᵉ — ...		
7ᵉ —			34ᵉ —			61ᵉ —		
8ᵉ —			35ᵉ —			62ᵉ —		
9ᵉ —			36ᵉ —			63ᵉ —		
10ᵉ —			37ᵉ —			64ᵉ —		
11ᵉ —			38ᵉ —			65ᵉ —		
12ᵉ — ...			39ᵉ —			66ᵉ —		
13ᵉ — ...			40ᵉ —			67ᵉ —		
14ᵉ —			41ᵉ —			68ᵉ —		
15ᵉ —			42ᵉ —			69ᵉ —		

Semaines   Semaines   Semaines

Pesées Journalières pendant la 1re Quinzaine

Poids		Jours					Jours					Jours			
		1	2	3	4	5	6	7	8	9	10	11	12	13	14	15

Graphique de Poids du Dr Olivier

Gentile, 49 Rue St André des Arts